PATHOLOGIE HUMORISTIQUE

PROSTITUTION

MALADIES VÉNÉRIENNES

« C'est faire injure à la raison que de considérer le mal vénérien comme la juste punition du libertinage et la recherche des moyens propres à s'en garantir comme une œuvre impie et immorale. »

LANGLEBERT.

Indiquer un écueil, c'est fournir une partie des moyens de l'eviter. Dans ce mémoire, on trouvera des avertissements sur les mille pièges que le libertinage tend à la confiance et à la bonne foi, et sur les lieux où l'on est exposé à perdre sa santé, son repos et sa fortune.

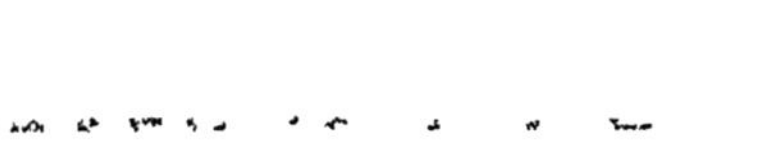

PATHOLOGIE HUMORISTIQUE

PROSTITUTION

MALADIES VÉNÉRIENNES

« C'est faire injure à la raison que de considérer le mal vénérien comme la juste punition du libertinage et la recherche des moyens propres à s'en garantir comme une œuvre impie et immorale. »

LANGLEBERT.

Indiquer un écueil, c'est fournir une partie des moyens de l'éviter. Dans ce mémoire, on trouvera des avertissements sur les mille pièges que le libertinage tend à la confiance et à la bonne foi et sur les lieux où l'on est exposé à perdre sa santé, son repos et sa fortune.

DE L'ORIGINE DU MAL

« La Nature a attaché de si épouvantables tourments à un plaisir si nécessaire, tant de honte à tant de gloire, qu'il y a plus de risque à faire un enfant qu'à tuer un homme. »

VOLTAIRE.

« ..... En se promenant, il rencontra un gueux tout couvert de pustules, les yeux morts, le bout du nez rongé, la bouche de travers, les dents noires et parlant de la gorge, tourmenté d'une toux violente et crachant une dent à chaque effort. Ce fantôme le regarda fixement, versa des larmes et sauta à son cou. Candide effraye recule. Hélas! dit le misérable à l'autre miserable, ne reconnaissez-vous plus votre cher ami ?... O mon cher Candide, vous avez connu Paquette, cette jolie servante de notre auguste baronne : j'ai goûté dans ses bras les délices du paradis qui ont produit ces tourments d'enfer dont vous me voyez dévoré ; elle en était infectée, elle en est peut-être morte. Paquette tenait ce présent d'un cordelier très-savant, qui avait remonté à la source, car il l'avait eu d'une vieille comtesse, qui l'avait reçu d'un capitaine de cavalerie, qui le devait à une marquise, qui le tenait d'un page, qui l'avait reçu d'un jésuite, qui, étant novice, l'avait eu en droite ligne d'un des compagnons de Christophe Colomb. Pour moi, je ne le donnerai a personne, car je me meurs... En attendant, elle a fait un merveilleux progrès parmi nous, et surtout dans ces grandes armees composées d'honnêtes stipendiaires bien élevés qui décident du destin des Etats ; on peut assurer que, quand trente mille hommes combattent en bataille rangée contre des troupes égales en nombre, il y a environ vingt mille vérolés de chaque côté. » VOLTAIRE.

« Aussi, puisque de femme ne me peulx passer non plus

qu'un aveugle de baston, n'est-ce le mieulx que je m'associe a quelque honneste et prude femme qu'ainsi changer de jour en jour avec continuel danger de quelque coup de baston ou de la vérole pour le pire. »

RABELAIS.

LIBERTINAGE & ESCROQUERIE

Les deux grands mobiles de l'amour sont le *besoin physiologique* et la *misère*, et c'est de leur union que naissent le plus souvent les maladies vénériennes. Le libertinage est public (prostitution) ou privé (débauche clandestine). Il varie avec les classes et les localités. Ainsi (pour n'en prendre un exemple qu'au loin) « dans la tribu des Ouled-Naïd qui alimente presque exclusivement la prostitution dans toute l'Afrique, les jeunes filles de 14 à 20 ans vont toutes gagner leur dot en se livrant à ce commerce. C'est une tradition, et, chose étrange dans ce pays où l'on garde les femmes avec un soin si jaloux, aucune infamie ne s'attache aux femmes qui, dans leur jeunesse, ont mené ce genre de vie. Elles ont donc de fréquentes occasions de contracter la syphilis », et cette maladie est presque héréditaire dans ces pays.

Aussi la prostituée, dit Pogge, est la femme « qui fait comme l'araignée sa toile avec son c... » Or, en général, l'araignée vit de mouches, et quand elle en tient une dans sa toile, elle l'embobine et lui suce jusqu'à la dernière goutte de son sang; ce qu'en langage libertin on appelle « panner » ou mettre à sec (sang et argent). Voici son refrain :

« Je ne vis pas des soupirs de la brise,
De l'air du temps, de la manne du ciel.
Non, non, je vis de l'humaine bêtise ;
Vous le voyez, mon règne est éternel !

Enfant crédule,
Vieux ridicule,
Gueux ou banquier, payez, payez, mon cher.
L'un mes toilettes,
L'autre mes dettes,
Vous, mes dîners, vous, mes chemins de fer.
. . . .
Chacun de vous, marquant ici sa place,
D'un souvenir a couronné mon char;
Je vois Alfred dans cette armoire à glace,
Ce canapé me représente Oscar;
Voici le cadre
De mon vieux ladre,
Le bracelet de mon petit futur,
La croix bénite
Du bon jésuite,
Le lit d'Octave et le portrait d'Arthur. »

NADAUD.

Voici un des exemples les plus fréquents de ses escroqueries :

Patrice aperçoit une dame bien faite et proprement vêtue qui laissait voir une belle jambe bien tournée, couverte d'un bas de soie couleur de rose, avec une jarretière d'argent : il n'en a pas fallu davantage pour mettre notre faible bourgeois hors de lui-même. Il s'est avancé vers la dame qu'accompagnait une autre qui faisait assez connaître, par son air, qu'elles étaient toutes deux des aventurières. « Mesdames, leur a-t-il dit, si je puis vous être bon à quelque chose, vous n'avez qu'à parler, vous me trouverez disposé à vous servir. — Seigneur cavalier, a répondu la nymphe aux bas couleur de rose, votre offre n'est pas à rejeter : nous avions déjà pris nos places ; mais nous venons de les quitter pour aller déjeuner : nous avons eu l'imprudence de sortir ce matin de chez nous sans prendre notre chocolat ; puisque vous êtes assez galant pour nous offrir vos services, conduisez-nous, s'il vous plaît, à quelque endroit où nous puissions manger un morceau, mais que ce soit dans un lieu retiré : vous savez que les filles ne peuvent avoir trop de soin de leur réputation. » A ces mots, Patrice, devenant plus honnête et plus poli que la nécessité, mène ces princesses dans une taverne du faubourg, où il demande à déjeuner. « Que voulez-vous ? lui dit l'hôte ; j'ai, de reste d'un grand festin qui s'est donné hier chez moi, des poulets de grain, des perdreaux de Léon, des pigeonneaux de la Castille vieille, et plus de la moitié d'un jambon d'Estramadure. — En voilà plus qu'il ne nous en faut, dit le conducteur des vestales. Mesdames, vous n'avez qu'à choisir. Que souhaitez-vous ? — Ce qu'il vous plaira, répondent-elles ; nous n'avons point d'autre goût que le vôtre. » Là-dessus, le bourgeois commande qu'on serve deux perdreaux et deux poulets froids, et qu'on lui donne une chambre particulière, attendu qu'il est avec des dames très-délicates sur les bienséances. On le fait entrer, lui et sa compagnie, dans un cabinet écarté, où, un moment après, on leur apporte le plat ordonné, avec du pain et du vin. Nos Lucrèces, comme dames de haut appétit, se jettent avidement sur les viandes, tandis que le benêt, qui devait payer l'écot, s'amuse à contempler sa Luisita ; c'est le nom de la beauté dont il était épris : il admire ses mains blanches où brillait une grosse bague qu'elle a gagnée en la courant : il lui prodigue les noms d'étoile et de soleil, et ne saurait manger, tant il est aise d'avoir fait une si bonne rencontre. Il demande à sa déesse si elle est mariée ; elle répond que non, mais qu'elle est sous la conduite d'un frère : si elle eût ajouté du côté d'Adam, elle aurait dit la vérité. Cependant les deux harpies, non-seulement dévoraient chacune un poulet, elles buvaient encore à proportion qu'elles mangeaient. Bientôt le vin manque ; le galant en va chercher lui-même, pour en avoir plus promptement. Il n'est pas hors du cabinet, que Jacinthe, la compagne de Luisita, met la griffe sur les deux perdreaux qui restaient dans le plat, et les serre dans une grande poche de toile qu'elle a sous sa robe. Notre Adonis revient avec du vin frais, et remarquant qu'il n'y a plus de viande, il demande à sa Vénus si elle ne veut rien davantage. « Qu'on nous donne, dit-elle, de ces pigeonneaux dont l'hôte nous a parlé, pourvu qu'ils soient excellents; autrement, un morceau de jambon d'Estramadure suffira. » Elle n'a pas prononcé ces paroles, que voilà Patrice qui retourne à la provision, et fait apporter trois pigeonneaux avec une forte tranche de jambon. Nos oiseaux de proie recommencent à becqueter; et tandis que le bourgeois est obligé de disparaître une troisième fois pour aller demander du pain, ils envoient deux pigeonneaux tenir compagnie aux deux prisonniers de la poche. Après le repas, qui a fini par les fruits que la saison peut fournir, l'amoureux Patrice a pressé Luisita de lui donner les marques qu'il attendait de sa reconnaissance : la dame a refusé de contenter ses désirs ; mais elle l'a flatté de quelque espérance, en lui disant qu'il y avait du temps pour tout, et que ce n'était pas dans un cabaret qu'elle voulait reconnaître le plaisir qu'il lui avait fait; puis, entendant sonner une heure après midi, elle a pris un air inquiet, et dit à sa compagne : « Ah ! ma chère Jacinthe, que nous sommes malheureuses ! nous ne trouverons plus de places pour voir les taureaux. — Pardonnez-moi, a répondu Jacinthe ; ce cavalier n'a qu'à nous ramener où il nous a si poliment abordées, et ne vous mettez pas en peine du reste. » Avant que de sortir de la taverne, il a fallu compter avec l'hôte, qui a fait monter la dépense à cinquante réaux. Le bourgeois a mis la main à la bourse; mais, n'y trouvant que trente réaux, il a été obligé de laisser en gage, pour le reste, son rosaire chargé de médailles d'argent; ensuite, il a reconduit les aventurières où il les avait prises, et les a placées commodément sur un échafaud dont le maître, qui est de sa connaissance, lui a fait crédit. Elles ne sont pas plutôt assises, qu'elles demandent des rafraîchissements. « Je meurs de soif, s'écria l'une;

le jambon m'a furieusement altérée. — Et moi de même, dit l'autre, je boirais bien de la limonade. » Patrice, qui n'entend que trop ce que cela veut dire, les quitte pour aller leur chercher des liqueurs; mais il s'arrête en chemin, et se dit à lui-même : « Où vas-tu, insensé? Ne semble-t-il pas que tu aies cent pistoles dans ta bourse ou dans ta maison? Tu n'as pas seulement un maravedis. Que ferai-je? ajouta-t-il; de retourner vers la dame, sans lui porter ce qu'elle désire, il n'y a pas d'apparence; d'un autre côte, faut-il que j'abandonne une entreprise si avancée? Je ne puis m'y resoudre. » Dans cet embarras, il aperçoit parmi les spectateurs un de ses amis qui lui avait souvent fait des offres de services que, par fierté, il n'avait jamais voulu accepter. Il perd toute honte en cette occasion; il le joint avec empressement, et lui emprunte une double pistole; avec quoi, reprenant courage, il vole chez un limonadier, d'où il fait apporter à ses princesses tant d'eaux glacées, tant de biscuits et de confitures sèches, que le doublon suffit à peine à cette nouvelle dépense. Enfin, la fête finit avec le jour; et notre homme va conduire sa dame chez elle, dans l'espérance d'en tirer bon parti. Mais lorsqu'ils sont devant une maison où elle dit qu'elle demeure, il en sort une espèce de servante qui vient au-devant de Luisita, et lui dit avec agitation : « Eh! d'où venez-vous à l'heure qu'il est? Il y a deux heures que le seigneur don Gaspard Héridor, votre frère, vous attend en jurant comme un possédé. » Alors, la sœur, feignant d'être effrayée, se tourne vers le galant, et lui dit tout bas en lui serrant la main : « Mon frère est un homme d'une violence épouvantable; mais sa colère ne dure pas. Tenez-vous dans la rue et ne vous impatientez point; nous allons l'apaiser, et comme il va tous les soirs souper en ville, d'abord qu'il sera sorti, Jacinthe viendra vous en avertir et vous introduira dans la maison. » Le bourgeois, que cette promesse console, baise avec transport la main de Luisita, qui lui fait quelques caresses, pour le laisser sur la bonne bouche, puis elle entre dans la maison avec Jacinthe et la servante. Patrice, demeuré dans la rue, prend patience ; il s'assied sur une borne à deux pas de la porte, et passe un temps considérable sans s'imaginer qu'on puisse avoir dessein de se jouer de lui ; il s'étonne seulement de ne pas voir sortir don Gaspard, et craint que ce maudit frère n'aille pas souper en ville. Cependant, il entend sonner dix, onze heures, minuit ; alors, il commence à perdre une partie de sa confiance et à douter de la bonne foi de sa dame. Il s'approche de la porte, il entre et suit à tâtons une allee obscure, au milieu de laquelle il rencontre un escalier. Il n'ose monter ; mais il écoute attentivement, et son oreille est frappée du concert discordant que peuvent faire un chien qui aboie, un chat qui miaule et un enfant qui crie. Il juge enfin qu'on l'a trompe, et ce qui achève de l'en persuader, c'est qu'ayant voulu pousser jusqu'au fond de l'allée, il s'est trouvé dans une autre rue que celle où il a si longtemps fait le pied de grue. Il regrette alors son argent et retourne au logis en maudissant les bas couleur de rose. LE SAGE.

Des moyens préservatifs contre les maladies vénériennes

« A toute époque, des médecins ont proposé avec confiance de nombreux procedés tendant à prévenir l'affection des organes génitaux à la suite d'un coït suspect. Les précautions recommandées par Moïse après l'acte vénérien en paraissent une preuve, et l'habitude que les peuples d'Orient ont de se mettre dans le bain après le coït, ainsi que l'impose leur religion, tire probablement sa source du Lévitique. Des lotions avec l'urine, le vin tiède ou le vinaigre ont été conseillées dès le XIVe siècle ; beaucoup d'autres ont propose des lotions vinaigrées avant et après le coït; Bayfort proposa le suc de citron étendu dans un peu d'eau, moyen qui jouit encore de quelque credit parmi les libertins et dans les lieux de débauche. L'alcali volatil mêle dans de l'eau dont on fait usage dans le Nord et dans quelques contrées de l Italie; l'eau de chaux; l'eau de savon; la dissolution de potasse caustique assez étendue pour ne produire sur la langue qu'un effet légèrement styptique; l'essence de térébenthine à la dose de 6 à 8 gouttes mêlées dans un verre de vin; la dissolution d'alun; l'eau végeto-minerale; les corps gras en onctions sur les organes génitaux; des frictions pratiquées aux aines et sur le membre viril avec de l'onguent mercuriel; des lotions et des injections avec la dissolution de sublimé corrosif ou de mercure doux, ou du tartrate de mercure; le bol d'Arménie, le sang-dragon, et une infinité d'autres moyens qui, après avoir ete conseilles par beaucoup de medecins recommandables, n'en ont pas moins été délaissés à cause de leur inefficacité. » GIRAUDEAU.

Cold-cream et pommade de concombre. — « En graisser le gland, le prépuce et même la verge avec soin dans tous les repas. Ces pommades ne sont pas très-homogènes; elles renferment de l'eau qui souvent n'est pas bien melangée, de sorte que certains points ne sont pas graisses. En voici une qui n'a pas ces inconvenients, qui presente assez de solidité pour être mise dans une boite, et que l'on peut couler toute chaude dans un flacon. Il suffit pour s'en servir de la chauffer legèrement a la flamme d'une lampe ou d'une bougie.

« Cire vierge, 5 gr.; blanc de baleine 10 gr; huile d'amandes, douces, 30 gr. Faire selon l'art une pommade qu'on peut durcir a volonte en augmentant la dose de cire. » FORT.

Neanmoins ces pommades ne protègent pas le méat urinaire.

« *L'usage des baudruches* (*capotes Condhomes*) inventées

par un médecin anglais dont elles portent le nom, est aujourd'hui le moyen sur lequel les libertins fondent leur sécurité avec le plus de confiance. Ces petits sacs ou sachets sont préparés avec l'appendice cœcal des animaux qu'on fait sécher après l'avoir bien lavé, et qu'on assouplit ensuite en le frottant entre les mains avec du son et un peu d'huile d'amandes douces. » — On s'assure qu'ils n'ont ni éraillure ni perméabilité en les emplissant d'eau ou en soufflant dedans. L'air intérieur ne doit pas fuir par pression. En cas de fuite on approche la capote de la joue et le souffle indique le point de solution La capote peut s'érailler suivant sa longueur (capote en caoutchouc) ou en cercle (baudruche travaillée). La baudruche non travaillée est la meilleure (elle est moins souple mais plus résistante). On laisse au bout un petit espace permettant le mouvement et l'éjaculation. La capote est le plus sûr et le plus commode des moyens preventifs. Mais elle ne préserve pas le scrotum et la région pubienne (contre les parasites et affections). Aussi fera-t-on bien de se dénuder le moins possible.

Moyens sanitaires. — « Multiplier pour les vénériens les moyens de secours de toute espèce : hôpitaux et consultations publiques et gratuites avec distribution de médicaments et bains sulfureux. Répandre dans le peuple des idées justes sur la maladie syphilitique et le traitement qu'elle réclame. Augmenter la surveillance sur les filles publiques et multiplier les visites. Encourager l'emploi des moyens préservatifs en eclairant le public sur leur mode d'action. Adopter la méthode de traitement qui abrège le plus la durée des symptômes locaux primitifs, qui sont essentiellement contagieux. Enfin cartes personnelles avec état sanitaire. » Bruxelles 1853. Dr SEUTIN, rapporteur.

Recette générale. — Dans tout coït suspect : 1° lavage des deux sexes; 2° dénudation, séjour et contact les moindres possibles; ne pas porter les mains à la figure, surtout aux yeux; 3° employer la capote, en laissant au bout un petit espace pour le mouvement et la sortie du sperme; 4° uriner et se laver les mains et les sexes aussitôt après. On peut, en outre, avant et après le coït, se laver les mains, la verge et le pubis à l'eau de Barèges ou sulfure de potassium étendu d'eau, qui a la proprieté de détruire les poux, gale, prurigo, porrigo, eczéma, impetigo. etc.

PARASITES ANIMAUX

La première et la moindre des affections qu'on puisse partager avec une femme est certainement celle de ses parasites animaux ou végétaux. Ils sont tous très-contagieux, très-desagréables et se multiplient avec une abondance et une rapidité désolantes.

Ils se communiquent par le contact, le linge, les chaises, les animaux... Le plus fréquent est le pediculus pubis (pou du pubis ou morpion).

Poux. — Trompe molle rétractile, à crochets et quatre stylets aigus. Pattes terminées par un crochet aigu qui forme, avec une dent correspondante de l'extrémité inférieure de la jambe, une pince servant à s'accrocher à la base des poils. Le *morpion* a les pattes, surtout les postérieures, pourvues de pinces rousses, grosses, très-crochues. Il pique très-fortement et détermine la production de taches rouges, parfois même la sortie de petites gouttelettes de sang. Il se fixe aux poils du pubis, aisselles, barbe, sourcils, cils. Les œufs (lentes) du pou sont attachés aux cheveux par une sorte de gaîne. Les jeunes en sortent six à huit jours après la ponte et sont aptes à se reproduire au bout de dix-huit jours. Aussi s'explique-t-on la rapidité avec laquelle ces animaux pullulent.

On détruit le pou de la tête et du corps par les soins de propreté; le pou du pubis et la phthiriase (infection du pou des malades) par les bains sulfureux, la pommade mercurielle ou onguent gris en frictions, et aussi par l'eau phagédénique, la pommade d'Helmerich ou la décoction de tabac.

Gale (1) (sarcopte de la gale, ou sarc. scabiei, arachnide du genre acaride). — Acarien à peine visible à l'œil nu, blanc laiteux, mou, subarrondi. Sur le dos, des poils rares, raides, spinescents, et des sortes d'aiguillons coniques (quand le sarcopte avance, ces poils s'abaissent; quand il s'arrête, ils se redressent et, se fixant dans le derme, servent à maintenir l'animal). Quatre paires de pattes. Les deux paires antérieures terminées par un ambulacre tubuleux, raide, finissant en ventouse. Les deux paires postérieures sont plus courtes et terminées chez la femelle par une longue soie creuse (chez le mâle, la troisième paire se termine par une soie plus longue ; tandis que la quatrième paire a un ambulacre semblable à celui des deux paires antérieures). La bouche comprend deux mandibules terminées en crochet avec prolongement formant une pince didactyle, deux pattes-mâchoires, et une lèvre inférieure, qui porte en son milieu une languette lancéolée. Le mâle est long de $0^{mm}21$ et large de $0^{mm}16$. La femelle, plus grande, est longue de $0^{mm}36$ et large de $0^{mm}25$. Les œufs sont ovoïdes, longs de $0^{mm}15$ et larges de $0^{mm}9$. Les femelles seules creusent des galeries; le mâle et les larves habitent dans leur voisinage, sous une lamelle épidermique. La femelle pénètre sous la peau à l'aide de son rostre, qu'elle enfonce en se redressant sur les longs poils de ses pattes postérieures (au bout de six à sept heures, l'animal a disparu, insinué sous l'épiderme). Les sillons qu'elle produit sont courbes, rarement rectilignes ; ils offrent à l'extérieur l'apparence d'une traînée d'épingle; de distance en distance, ils présentent de petits pertuis, qui donnent accès à l'air et permettent la

(1) Cauvet.

sortie des jeunes. Sur leur parcours se trouvent des larves ou des œufs, des excrements et des débris de la dernière mue. Les sillons sont longs de 0mm2 à 0mm4, blanchâtres, gris ou noirâtres, selon la pression. A leur extrémité se voit l'éminence acarienne, petite bosselure sous-épidermique blanchâtre où est blotti le sarcopte. Pour l'en extraire, il suffit d'enfoncer une aiguille au voisinage de la bosselure jusque sous l'animal, puis de soulever avec précaution. Sur le trajet ou auprès du sillon, se montrent les vésicules, petites élevures arrondies transparentes au sommet, souvent entourées d'une auréole inflammatoire et que le sarcopte n'habite jamais.

Le liquide qu'elles renferment est séro-visqueux (on les croit produites par le dépôt d'un venin sécrété par le sarcopte).

Les sarcoptes attaquent l'intervalle des doigts, la face antérieure du poignet, la face interne des avant-bras, le pénis, les malléoles, les plis articulaires et les seins, chez la femme. L'acarus peut vivre longtemps hors du corps humain.

La gale est caractérisée par la présence de sillons et par le prurit violent qui se manifeste, surtout la nuit, dans les parties envahies. Elle guérit en quelques heures par des frictions énergiques sur tout le corps avec la pommade d'Helmerich ou l'eau de Barèges (bains sulfureux). Le sarcopte est tué par presque toutes les médications externes (sels alcalins, acides, bases benzine). Souvent la gale s'accompagne d'ecthyma, d'eczéma, d'erythème, de lichen, etc.

Pommade d'Helmerich. — Soufre sublimé, 200 gr.; carbonate de potasse, 100 gr.; eau distillée, 100 gr.; axonge, 100 gr. Mêlez après avoir fait dissoudre le carbonate de potasse dans l'eau, 25 gr. et plus, si cela est nécessaire; en frictions vives après un bain savonneux suivi de rudes frictions.

Bain sulfureux ou de Barèges artificiel. — Pour un bain :

60 à 125 gr. de polysulfure de potassium (foie de soufre « solide ou li uide » obtenu par fusion de 1 de soufre et 2 de carbonate de potasse).

Eau de nicotiane. — Nicotiane, 60 gr. Faire bouillir pendant un quart d'heure dans 1.000 gr. et filtrer dans un linge.

Punaise des lits (insecte hétéroptère).— Infecte, grisâtre, mais rouge-brun après avoir sucé du sang. Elle se cache, le jour, dans les fentes des parquets ou des lits, derrière les tableaux, les tapisseries, les biscuits des soldats ; elle en sort dès que la lumière est éteinte. Sa piqûre est douloureuse et produit souvent sur la peau une petite ampoule à point central foncé. Elle pond ses œufs en mai. On detruit les punaises par l'essence de térébenthine, la poudre récente de pyrèthre, le gaz sulfhydrique. On dit que la passerage (*lepidium ruderale*) mise sous le lit, a la propriété de les tuer ou de les éloigner. Cette punaise est tuée par la punaise mouche ou réduve masqué.

Puce (insecte diptère). — Sa piqûre produit une tache rougeâtre punctiforme entourée d'une auréole tuméfiée plus ou moins grande. Cette tache, surtout après quelques heures, ressemble assez aux pétechies ; elle en diffère en ce qu'elle persiste sous la pression du doigt, qui efface momentanément les taches pétéchiales.

PARASITES VÉGÉTAUX (CHAMPIGNONS).

Teigne ou **Herpès tonsurant.** — Le *Tricophyte tonsurant* (arthrosporés) est composé de spores longues de 0mm4 à 0mm10 de millim., rondes ou ovales, transparentes, incolores. Ces spores apparaissent à l'intérieur de la racine du cheveu sous forme d'un amas arrondi, d'où naissent des filaments articulés moniliformes (en chapelet) composés de spores placées bout à bout et dirigés dans le sens de la longueur du cheveu. A mesure que celui-ci grandit, le champignon se développe jusqu'à ce que la partie envahie soit hors du follicule à 2 ou 3 centim. au-dessus du niveau de l'épiderme; le cheveu devient plus gros, gris, opaque, perd sa cohésion, se ramollit et se brise quand il se casse avant de sortir de la peau; le conduit pilifère se remplit de matière sébacée, bientôt poussée au dehors par le cheveu qui la soulève. Il se forme ainsi une sorte de saillie demi-transparente et le cuir chevelu prend l'aspect dit chair de poule; la maladie est parfois longue, mais les cheveux repoussent toujours. La plaque (souvent plusieurs), qui n'a d'abord que quelques millimètres, s'étend peu à peu en prenant une forme ovoïde; la surface, sale *grisâtre*, a l'aspect d'une brosse et ressemble à une tonsure récente.

Traitement. — Au début, pommade un peu résolutive à l'oxyde de zinc ou au tannin, puis pommade à l'huile de cade tous les deux jours, puis cautérisation au nitrate d'argent.

« Chez une jeune vachère de seize ans, on constatait l'existence du tricophyton sur le côté gauche du cou, sur l'épaule, passant derrière l'épaule et par devant sous le sein gauche, puis descendant vers le flanc du même côté et qui, après avoir contourné la fesse, venait s'éteindre vers la vulve.

« Un jeune vacher qui soignait un veau malade lui avait, dans une conversation plus ou moins intime, passé la main droite sur le cou, sous le sein, sur le côté gauche et... le reste, semant ainsi de la graine de tricophyton sur tout son côté gauche.

« Une jeune femme dont l'amant, étudiant en médecine, avait une éruption sur la partie antérieure de la cuisse, présentait aussi sur la fesse une série de petites taches rouges qui se réunirent et ne formèrent plus qu'une seule et grande tache, à la périphérie de laquelle on trouva des spores (jamais au centre de la tache) analogues aux spores du pityriasis simplex du cuir chevelu. »

Teigne décalvante ou microspore d'Audoin, filaments ondulés, parallèles aux stries des cheveux, sans granulations intérieures, ramifiés et constituant autour du cheveu une sorte de gaine feutrée, épaisse de 0mm015. Les branches se terminent a la surface externe de la gaine et se couvrent complètement de spores rondes ou ovales, pressées les unes contre les autres, transparentes et gonflées par l'eau. Leur diamètre est de 0mm001 a 0.005. Il s'élève à la surface de la peau à une hauteur de 1 à 3 mm., et se reproduit par segmentation des extrémités. Le cheveu devient transparent, gris et tombe huit jours après. L'alopécie peut atteindre toutes les parties velues du corps sans causer ni inflammation du derme, ni hypertrophie de l'épiderme, ni vesicules, ni pustules. Même traitement que précédemment.

Teigne mentagre ou sycosis. — Le *microspore mentagrophyte* est dans le follicule pileux, près la racine du poil, entre celui-ci et son follicule. Les spores rondes adhèrent à la fois au poil et à sa gaine dont on ne peut les enlever sans détacher la gaine. Les filaments sont granulés à l'intérieur et produisent des rameaux striés, bifurqués. La mentagre attaque toutes les parties poilues de la face, surtout le menton. Son éruption est précédée de cuisson et même de douleur et de tension. La maladie débute par des pustules plus ou moins discrètes, présentant un poil a leur centre et gonflées par un pus blanc jaunâtre; plus tard, elles se rompent, se dessèchent, et il en résulte une croûte brunâtre : ces éruptions se répètent, la peau s'épaissit, se couvre de tubercules et de croûtes qui donnent au visage un aspect hideux, les poils tombent.

Traitement. — Emollients (cataplasmes, eau de sureau), douches de vapeur et onctions avec l'onguent napolitain; cautérisations au nitrate d'argent. Eaux sulfureuses.

Pityriasis versicolor. — Le *microspore furfur* est formé

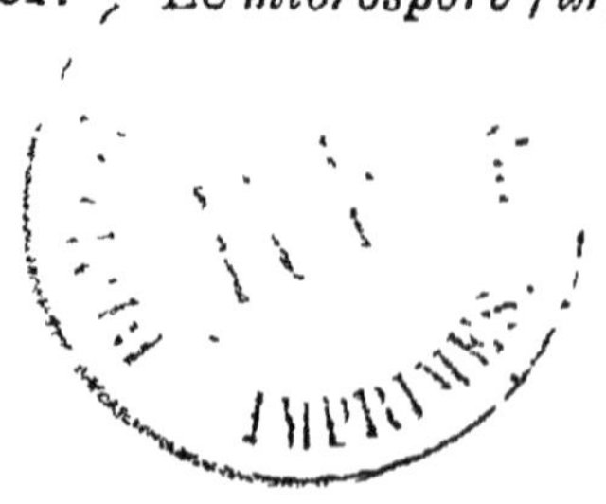

de cellules allongées et ramifiées et d'amas de spores réfractant fortement la lumière. Il se développe sur les parties du corps non exposées à la lumière, surtout sur la peau de la poitrine et du ventre.

Teigne favus.—L'*achorion de Schœnlein* (tribu des oïdées) se développe tantôt dans la profondeur du follicule pileux, et alors il est constitué par des spores simples ou articulés bout a bout, formant à la surface du poil une plaque ou gaine réticulée; tantôt dans des dépressions de la surface de la peau; réuni en amas qui ont l'apparence d'un godet : favus Le favus devenu volumineux, l'épiderme desseché se desquame et le champignon apparaît à l'air libre. Le favus est alors un corps solide en croûte hémisphérique, irregulière, jaune soufré, pâle, convexe inférieurement, d'abord concave, puis plane à sa surface supérieure. Sa dimension varie de 1 à 15 mm. sur 1 à 5 d'epaisseur. Le favus se développe habituellement à la tête (1). La teigne debute par des élevures grosses comme des têtes d'épingle, avec favus central jaune; bientôt ce corps forme un bourrelet circulaire autour d'un cheveu; à mesure que les concrétions jaunes augmentent de volume, la forme de godet s'accentue. Ces croûtes d'abord séparées se réunissent en une croûte unique qui forme sur le cuir chevelu une calotte croûteuse, sèche, jaunâtre, inégale, fendillée, à odeur d'urine de chat, et d'où surgissent ça et là des mèches de cheveux agglutinés et décolorés. Les croûtes sont le siège de vives démangeaisons. Le bulbe pileux n'est pas atteint, mais le conduit pilifère étant oblitéré par les croûtes, les cheveux ne peuvent pousser et le bulbe s'atrophie, d'où l'alopécie. Cette affection est très-longue, elle arrête le developpement des enfants.

Traitement. — Toniques et reconstituants; couper les cheveux très-courts, appliquer la nuit des cataplasmes de fa-

(1) Cauvet.

rine de lin ; pendant le jour, graisser la tête avec du saindoux très-frais et la maintenir propre avec des lotions d'eau de savon. Quelques jours après, étendre une couche d'huile de cade et épiler. Après l'avulsion, humecter la peau avec une solution très-faible de sublimé. Si les cheveux repoussent, les arracher encore une fois, puis recouvrir la tête d'une pommade au turbith mineral.

MALADIES DE LA VERGE & DE L'URÈTHRE

Phimosis & Paraphimosis

Rétrécissement de l'ouverture antérieure du prépuce en avant (*phimosis*) ou en arrière du gland (*paraphimosis*) empêchant la sortie ou la rentrée du gland.

Le **paraphimosis** étrangle le gland, d'où : douleur, inflammation et parfois gangrène. *Réduction :* on prend la verge de la main gauche en cherchant à ramener le prépuce en avant, et on refoule le gland avec le pouce de la main droite.

Le **phimosis** est congénital ou accidentel (suite d'inflammation ou de chancres). Parfois le prépuce forme un conduit au-devant du gland ou s'accole à lui par du tissu cicatriciel. Parfois l'orifice est si étroit que l'urine arrêtée dans la poche préputiale l'irrite et y dépose des sédiments calculeux. Une matière caséeuse infecte et douloureuse s'y amasse aussi et l'enflamme. Le coït est douloureux avec déchirures.

Traitement. — Dilatation, incision, excision...

POSTHITE, BALANITE, BALANO-POSTHITE

Inflammation du prépuce (*posthite*) et du gland (*balanite*) ou des deux (*balano-posthite*), par suite de phimosis, de coït avec une femme affectée de vaginité, ou par malpropreté de certains sujets.

TUMEURS DU PÉNIS (cancer et végétations)

Végétations. — Saillies (non syphilitiques) de forme variée (crêtes de coq, choux-fleurs, framboises) siégeant sur le prépuce et le gland, et analogues aux verrues et poireaux (masse de tissu conjonctif et d'épithélium remplie de vaisseaux). Elles sont dues à des irritations (contact répété du liquide de la leucorrhée, blennorrhagie, vaginite ou chancre et du cérumen en excès). Ces petites tumeurs acquièrent parfois vite un grand volume et s'ulcèrent en simulant un cancroïde.

Traitement. — Soins de propreté (lavages). Si elles sont pédiculées, on les excise avec une partie du tissu sain (crainte de récidive). Si elles sont volumineuses, on emploie l'écraseur linéaire (crainte d'hémorrhagie).

Cancer du pénis (tumeur de la variété épithéliale). — Débute par la peau de la verge (prépuce) ou le gland. Elle s'accroît vite, s'arrête un moment au niveau de l'enveloppe fibreuse des corps caverneux et envahit ceux-ci. Souvent : rétention d'urine due à l'oblitération du méat par la tumeur, ou à l'aplatissement du canal.

Traitement. — Amputation rapide dans les tissus sains.

CHANCRES

> « Il l'accrocha par la braguette, toutefoys ce luy feut un grandheur, cas il luy perça une bosse chancreuse qui le martyrisait depuis longtemps. »
>
> RABELAIS.

Les **chancres** ou ulcerations primitives par contagion vénérienne (ou inoculation) sont *mous* (simples) ou *indurés* (syphilitiques, infectants ou de la vérole) (1); ils tirent leur nom de leur base qui est molle ou indurée. Ils débutent par une vésico-pustule passant le plus souvent inaperçue. Les chan-

(1) Les chancres *volants* sont des excoriations superficielles passagères, le plus souvent herpetiques, dues à l'irritation du pénis.

cres se montrent de quelques jours à un septénaire après le contact. Ordinairement c'est une petite ulcération qu'on voit comme un symptôme initial.

Quand on inocule le pus du *chancre mou* avec une aiguille on voit :

1er jour : petite aréole inflammatoire autour de la piqûre.
2e » papule (bouton plein) à croûte sanguine et aréole.
3e » vésicule centrale, jaunâtre, à sérosité louche.
4e » pustule (analogue à celle d'ecthyma) de 3 à 4mm.
5e » rupture ; le pus s'écoule, le derme est ulcéré.

Jours suivants : l'ulcération se creuse et s'élargit ; bords à pic, fond grisâtre à pseudo-membrane assez adhérente.

Enfin, cicatrisation au bout de quelques semaines.

Le *chancre mou* a trois périodes : 1° *Progrès :* l'ulcération se creuse et s'étend. Le 7e jour elle a 1 cent. ; le 14e elle en a 2 et s'arrête, mais peut grandir encore. 2° *État :* stationnaire pendant quelques jours, souvent deux ou trois semaines, parfois en dépit de tout traitement. 3° *Cicatrisation :* la pulpe qui recouvrait le fond de l'ulcère tombe ; le fond devient rougeâtre et se comble ; les bords se régularisent, la sécrétion purulente cesse et la cicatrisation se fait.

Le chancre mou dure de quelques semaines à plusieurs mois ; il est peu douloureux et guérit, d'ordinaire, avec cicatrice sans induration.

Chancre mou.	**Chancre induré.**
Inoculable et sur le malade même (1) (d'où parfois sa multiplicité, et symétrie dans rainure interfessière, fente vulvaire, et doigts).	Inoculable, mais mou sur le malade même (en général unique).
Ulcération arrondie, profonde, à bords perpendicu-	Ulceration arrondie superficielle (comme si on avait

(1) Aussi dans les cas douteux : auto-inoculation du malade.

'aires (à l'emporte-pièce); à fond recouvert d'une pseudo-membrane gris jaunâtre.

Pus abondant (comme celui d'une plaie suppurante simple).

Il siège sur une *base molle* (parfois induration inflammatoire ou médicamenteuse (1) rouge, perdue insensiblement dans les tissus et d'une dureté analogue a celle qui entoure les phlegmons.

Accidents locaux seulement, sans gravité, sauf parfois les complications.

Parfois, lymphangite et adénite ou *bubon chancreux*, ne ressemblant ni au bubon simple de la blennorrhagie, ni à l'adénopathie syphilitique, il siège aux ganglions inguinaux superficiels ; son pus est inoculable et donne un chancre mou. Quand il s'ouvre, l'ouverture a les caractères de l'ulcération chancreuse. Il est monoganglionnaire.

enlevé une partie des tissus vivants en dédolant).

Sérosité peu abondante.

Repose sur une *base indurée* (2) située au-dessous et autour du chancre qu'elle soulève d'ordinaire. Induration blanchâtre, bien tranchée et cartilagineuse au tact.

Accidents locaux et généraux (secondaires et tertiaires, ou vérole).

Adénopathie, ou induration et tuméfaction des ganglions inguinaux du côté correspondant (8 à 10 jours après l'apparition du chancre), sans symptômes inflammatoires ; les glandes engorgées indurées sont prises par groupes (pléiades ganglionnaires) ; elles roulent sous le doigt et suppurent rarement ; leur pus n'est pas inoculable. La tuméfaction ganglionnaire guérit spontanément.

(1) Par caustiques : acides, nitrate d'argent. Parfois des abces et fusées purulentes.

(2) L'induration est formée d'un exsudat plastique renfermant un nombre considerable de corpuscules du tissu conjonctif; elle est constante d'après Ricord. Pour d'autres, elle ne l'est pas et peut être à

Traitement du chancre mou. — Soins de propreté et traitement tonique et reconstituant; caustique sulfo-carbonique (pâte demi-solide formée de poudre de charbon de bois ordinaire et d'acide sulfurique).

On en recouvre l'ulcère exactement et on applique de la ouate par-dessus pour protéger les parties voisines. Cette cautérisation est supportable. Quelque temps après, l'eschare tombe avec la pâte sèche, et il reste une plaie simple qui se cicatrise. — Le nitrate d'argent est faible. — Le fer rouge est bon, mais le mercure est détestable (calomel, onguent napolitain : ils étendent la plaie).

Traitement du chancre induré. — Soins de propreté ; lavage au vin aromatique, application d'onguent napolitain ou de pommade au calomel. — Avec l'apparition des accidents secondaires : traitement mercuriel (voir : syphilis ou vérole).

Le chancre siège non-seulement a la vulve, mais encore à l'anus, à la mamelle, aux doigts, à la langue, et enfin à l'œil, ce qui est très-grave. « C'est, a dit Ricord, un accident qui ne saute que rarement aux yeux; et ce n'est pas, dans tous les cas, celui qui rend le plus ordinairement l'*amour aveugle.* » Les modes de contagion sont : le jet de salive imprégné de pus contagieux, ou le contact du doigt maculé de pus virulent, ou enfin le baiser sur l'œil par une personne atteinte de plaques muqueuses buccales.

BLENNORRHAGIE

(*Uréthrite blennorrhagique. Chaude-pisse*).

Ecoulement purulent et contagieux de l'urèthre. — Après incubation de quatre à cinq jours, parfois de plusieurs se-

peine sensible. Le chancre induré et le mou sont sujets à l'inflammation, à la gangrene et au phagédénisme ou extension rapide de l'ulcération.

maines, le mal s'annonce par de la cuisson au méat pendant la miction, ou par un écoulement plus ou moins abondant, avec douleur vive le long de l'urèthre, depuis le méat jusqu'au col vésical, douleur exaspérée par le passage de l'urine, les érections (de frequence variable) et surtout l'éjaculation (avec sensation de déchirement). Cette douleur est tantôt nulle, tantôt si vive que le patient se cramponne a un meuble pendant la miction. Le méat rouge, saillant, un peu douloureux au toucher, suinte un pus jaunâtre, puis vert, tachant le linge, et qui, touchant le méat urinaire de la femme, lui donne la blennorrhagie (son contact accidentel avec la conjonctive y cause une ophthalmie blennorrhagique très-grave). Il n'y a pas deux blennorrhagies semblables. On constate l'écoulement en pressant la verge de bas en haut, et, chez la femme, en entrant le doigt dans le vagin et pressant, en avant de haut en bas, le canal de l'urèthre : le linge verdit alors.

Durée. — De quelques jours à plusieurs mois.

Terminaison. — Guerison spontanee et rapide ; guérison lente ; blennorrhée ou goutte militaire caractérisée par une goutte de pus ou muco-pus à l'extrémite de l'urèthre (le matin au lever) due a une inflammation chronique située vers le bulbe, où siègent aussi les rétrécissements consécutifs assez fréquents.

Complications. — Nombreuses et fréquentes : 1° par propagation (balanite, posthite, balano-posthite, phimosis, paraphimosis, prostatite, vésiculite, épididymite, cystite, angioleucite et adénite (bubon), épanchement plastiques, noyaux indurés des corps caverneux ; 2° par influence générale sur l'économie (arthrite blennorrhagique). D'après Ricord on peut attraper la blennorrhagie avec certaines « honnêtes » femmes, témoin cette plaisante recette pour attraper la chaude pisse : « Prenez un femme lymphatique, pâle et blonde, qu'elle soit leucorrhéique. Dinez de compagnie, commencez par les huîtres et continuez par les asperges.

Buvez sec et beaucoup : vins blancs, champagne, café et liqueurs, tout est bon. Dansez après votre repas. Buvez force bière dans la soirée. La nui venue, conduisez-vous vaillamment. Deux ou trois rapports ne sont pas de trop, et mieux vaut davantage. Au réveil n'oubliez pas de prendre un bain chaud et prolongé. Ne négligez pas non plus de faire une injection. Ce programme rempli, si vous n'avez pas la chaude pisse, c'est qu'un dieu vous protége. » RICORD.

Traitement. — Rien à faire dans *l'état aigu* avec douleur, érections et complications inflammatoires : repos assis ou mieux couché, lotions à l'eau de guimauve ou de son, bains, et si les douleurs et tensions inflammatoires sont vives, sangsues au périné (8 à 10). Tisane ou limonade pour délayer l'urine qui alors irrite moins le canal. Pas de marche du moins sans suspensoir (petit sac en toile supportant les testicules crainte d'orchite (1). Ce sac est pendu à une ceinture faisant le tour du bassin (reliée à elle en arrière par deux lacets ou sous-cuisse). Conserver ses habitudes de régime ordinaire, mais pas de repas copieux ni de boissons trop excitantes (rien n'empêche de prendre du thé, café, vin à dose moderee). S'il y a constipation : lavements, laxatifs et purgatifs (sulfate de soude 30 à 40 grammes dans un verre d'eau). Bains de temps à autres. Contre les érections nocturnes douloureuses : saupoudrer le drap de camphre ; oindre la verge en se couchant avec de la pommade camphrée et prendre en même temps une de ces pilules.

Extrait thébaïque, 0.50 centigr. Camphre, 1 gr. m. pour 10 pilules.

Quand l'état aigu est apaisé, le méat moins enflammé et l'écoulement moins vert et parfois moindre, le patient continue les moyens de la période inflammatoire par pure pré-

(1) Orchite due à marche et à rétention du sperme. (Voir *Physiologie humoristique de la génération*).

caution, excepté la tisane. On peut prendre matin et soir une de ces pilules :

Poivre cubèbe 30 gr. ; poivre de cachou 3 gr. Limaille de fer 2 gr. Baume de copahu *q. s.* pour faire un opiat homogène qu'on peut durcir avec un peu de magnésie calcinée. On divise cette pâte en grosses pilules ou bols de 6 gr. chacun.

Enfin *injections* (pas dans l'état aigu) deux ou trois fois par jour avec du vin, de l'alcool étendu d'eau, du sous-nitrate de bismuth (n'agit que mécaniquement en recouvrant la muqueuse d'une couche de poudre. Il n'est pas douloureux). Enfin injection de Ricord :

1° Eau distillée 200 gr. ; sulfate de zinc et acétate de plomb *aa* 2 gr.

2° Eau distillée 200 gr. Sulfate de zinc 1 gr. Acetate de plomb 2 gr. Laudanum de Sydenham et teinture de cachou *aa* 4 gr.

En général, l'injection rappelle en partie l'état aigu : il faut persister.

RÉTRÉCISSEMENT DE L'URÈTHRE

1° Inflammatoire (par turgescence de la muqueuse enflammée)) 2° spasmodique (spasme du sphincter uréthral de la partie membraneuse) ; 3° symptomatique (par tumeur du voisinage) ; 4° organique ou rétrécissement vrai, permanent ou progressif.

Causes des rétrécissements organiques. — Presque exclusifs à l'homme (adolescence et âge adulte) : traumatisme de l'urèthre (plaies, contusions, déchirures par des calculs ou instruments) ; cautérisations, injections caustiques et surtout blénnorrhagie.

Une plaie de la muqueuse donne un tissu cicatriciel dont la rétraction amène un rétrécissement (une chute sur le périnée peut causer la rupture de la muqueuse, une hémorrhagie et un rétrécissement consécutif). Sans doute la coarctation est due à l'état aigu, et la blennorrhagie chronique en serait un symptôme.

Anatomie pathologique. — Parfois du tissu cicatriciel (retrécissement traumatique). Dans les rétrécissements par inflammation de l'urèthre, c'est différent. Le rétrécissement siège d'ordinaire au collet du bulbe (à l'union du bulbe et de la partie membraneuse de l'urèthre et parfois dans la portion spongieuse).

Il est peu marqué, ou il est tel (traumatique) qu'il arrête la plus petite bougie. Il croît souvent à la longue et est tantôt linéaire (comme formé par une ligature), tantôt allongé (2 ou 3 centimètres de long), parfois rejeté sur le côté ; rectiligne ou sinueux. La muqueuse paraît saine, lisse, blanchâtre et très-adhérente aux tissus sous-jacents. La lésion siège soit dans le tissu cellulaire sous musqueux, soit plus souvent dans le tissu spongieux des parois de l'urèthre ; l'inflammation de la muqueuse gagne les areoles du tissu spongieux périphérique qui deviennent le siège d'un dépôt plastique, tandis que le tissu fibreux enflammé commence à se rétracter. Là, l'induration est annulaire (comme un collet de hernie) et se resserre de plus en plus comme un tissu cicatriciel. Il peut admettre une bougie de dimension supérieure à son calibre, mais perd à la longue son élasticité. Cette matière plastique se perd insensiblement sur les parties saines. Parfois au niveau du rétrécissement, une ulcération perceptible à l'endoscope de Désormaux. — Le gland grossit dans les cas de vieux retrécissements par suite de la gêne circulatoire du gland vers le bulbe. En avant du rétrécissement, l'urethre est un peu rétréci en infundibulum du méat vers le point rétréci ; en arrière, au contraire, il se dilate en poche (comme dans tous rétrecissements de canal) où l'urine s'accumule souvent. La muqueuse enflammée sécrète du muco-pus. Souvent de petites éraillures grandissant quand le rétrécissement augmente et que la rétention d'urine se complète : elles causent parfois l'infiltration urineuse. Parfois calcul au fond de la poche. Souvent la vessie est altérée (hypertrophiée parfois), sa muqueuse enflammée et l'urine ammoniacale avec pus, lequel même peut s'infiltrer entre les tuniques au niveau de la base de la vessie ou dans le tissu cellulaire du bassin. Enfin, parfois prostatite et néphrite. — Début insensible. Aux premiers symptômes, le rétrécissement est déja ancien : c'est d'abord le jet d'urine, en vrille, en tire-bouchon, bifurqué ou en arrosoir (variétés dues à la différence de forme du rétrécissement) ; parfois cette modification est due à l'accolement des lèvres du méat par du mucus et n'existe qu'au début de miction. C'est le contraire dans le rétrécissement. Peu après, la dilatation de l'urèthre en arrière du point rétréci sert de réservoir à l'urine ; et, après la miction, le patient contracte les muscles du périnée et secoue la verge pour chasser le liquide restant qui mouille son linge. Parfois la dilatation s'ulcère (cause de vives douleurs dans la miction) avec écoulement mucopurulent, parfois blennorrhagiforme.

La dilatation progresse avec le rétrecissement et le col de la vessie peut perdre sa force tonique, d'où l'incontinence d'urine. La coarctation progresse, l'urine perd son jet, bave aux pieds du patient, traverse le point rétréci moins facilement, et si ce point devient très-étroit, le liquide peut goutter et même n'être plus excrété. L'urine sejournant dans la vessie s'altère, devient ammoniacale et remplit la vessie, d'où fréquence des envies d'uriner (souvent toutes les heures avec efforts inouïs et vains). Enfin, rétention complète (strangurié). La dysurie est la difficulté d'uriner ; l'ischurie, l'urination goutte a goutte (symptômes variables avec les sujets, sans doute selon la force d'impulsion ou, l'élasticité des rétrécissements).

On n'est sûr du rétrécissement qu'après exploration directe du canal de l'urèthre (1) avec une sonde métallique ou une

(1) Jadis avec une bougie en cire ou porte-empreinte de Ducamp,

bougie en gomme élastique (à olive terminale). On peut savoir : 1° la mesure du rétrécissement (par la grosseur de l'olive qui le traverse) ; 2° sa forme (la bougie en place s'échauffe et en prend la forme) ; 3° sa longueur et son siège par la longueur de la bougie quand l'olive est en avant et en arrière du retrécissement ; 4° le nombre (parfois trois ou quatre rétrécissements trahis par l'olive).

Complications. — Rétention d'urine, infiltration urineuse par les eraillures de l'urèthre et de la vessie ; tumeurs, phlegmons et abcès urineux ; cystite et néphrite (complications toutes graves). — *Pronostic* sérieux : le rétrécissement ne se guérit pas spontanément, et le traitement peut exposer à des hémorrhagies, infiltration sanguine ou urineuse et fièvre urethrale intermittente avec les trois stades nets (parfois la fièvre est pernicieuse et grave : cet accident peut survenir après le plus simple catheterisme.)

Traitement. — Dilatation, urethrotomie ou scarification.

FISTULES URINAIRES

Congénitales. — Le méat urinaire s'ouvre sur le dos de la verge (épispadias) ou au contraire au-dessous (hypospadias, plus fréquent).

Accidentelles (de la vessie ou urèthre) ; 5 variétés : vésico-rectales, uréthro-rectales, uréthro-périnéales, uréthro-scrotales et uréthro-péniennes. Ces fistules ont : 1° un orifice muqueux pouvant occuper tous les points de la muqueuse des voies urinaires, depuis la base de la vessie jusqu'au gland ; 2° un ou plusieurs orifices cutanés (plus petit que l'autre) à bords saillants et indurés (sensibles au tou-

mais son extrémité peut se casser au point rétréci, et quand on la retire, elle s'effile dans ce point dont on ne peut connaître la longueur.

cher dans le rectum); 3° un trajet variable droit ou sinueux à parois indurées.

Causes. — Souvent par plaies pénétrantes de la vessie ou de l'urèthre. La cloison vésico-rectale peut être perforée par un calcul ulcérant, un abcès ou la ponction de la vessie par le rectum. De même une fistule urethro-rectale peut résulter d'une blessure du rectum dans certaines tailles. Une infiltration urineuse guérie se termine d'ordinaire par une fistule. Les éraillures situées en arrière du rétrecissement causent souvent des fistules par abcès urineux ou infiltrations locales et enkystées.

Symptômes. — Présence anormale d'un orifice avec écoulement continu ou intermittent d'urine — *Marche, terminaison* :- La guérison spontanée est rare. Le plus souvent. elle est interminable. Elle altère la peau avec production d'érythème, érysipèle, phlegmons... Le malade exhale une mauvaise odeur.— *Diagnostic :* 1° fistule *vésico-rectale :* écoulement par l'anus d'urine gazeuse et fécale avec inflammation du rectum et vessie (d'où fétidité). On la distingue d'une fistule uréthro-rectale par le cathétérisme. Dans le premier cas, l'urine retirée contient des matières fécales. Dans la fistule uréthro-rectale, il sort par l'urèthre, en dehors de la miction, un liquide fétide, stercoral et des gaz ; et il s'écoule de l'urine par l'anus au moment de la miction seulement. En passant une sonde dans l'urèthre et le doigt dans le rectum, on sent le *contact* de l'instrument au-dessous et en avant de la prostate. Le siège seul distingue les fistules du périnée, scrotum et pénis. Celles du pénis (uréthro-pénienne) sont d'ordinaire traumatiques.

Traitement. — Varie avec la fistule.

MALADIES DE LA PROSTATE

PROSTATITE OU INFLAMMATION

1° *Aiguë.* — Tuméfaction, puis suppuration partielle ou totale de la prostate, dont l'enveloppe limite la poche purulente. Parfois du pus dans le périnee ou la muqueuse uréthrale. — Symptômes : douleur au périnée exaspérée par la pression avec envie d'uriner et écoulement muqueux par l'urèthre, cystite du col et souvent du ténesme vésical.

La prostate grosse et douloureuse est sensible au toucher rectal et quand on introduit une sonde dans l'urèthre, sonde qu'elle empêche souvent d'entrer dans la vessie. Parfois des envies d'aller à la selle et même du ténesme anal. Rarement des symptômes généraux fébriles, presque toujours les symptômes locaux empêchent la marche et condamnent au repos. — Cette inflammation peut se terminer par résolution, par l'état chronique dit hypertrophie de la prostate et par suppuration. Quand celle-ci se montre six à huit jours après le début de la maladie, il se forme un abcès constatable à travers la paroi du rectum et limité par l'enveloppe fibreuse de la prostate. L'évacuation du pus a lieu d'ordinaire par l'urèthre, le rectum, la vessie (ou les deux à la fois) et parfois par la peau du perinée à suite de fusée dans le tissu cellulaire. La suppuration exagère les symptômes locaux et fébriles (surtout quand le pus fuse dans le périnée).

2° *Chronique.* — Symptômes moins vifs, l'écoulement est transparent, visqueux, plus abondant, dit parfois prostatorrhée. — Sangsues à l'anus à intervalles, revulsifs, bicarbonate de soude en boisson.

www.ingramcontent.com/pod-product-compliance
Ingram Content Group UK Ltd.
Pitfield, Milton Keynes, MK11 3LW, UK
UKHW021116230726
13926UKWH00002B/514